BEI GRIN MACHT SICH IHR WISSEN BEZAHLT

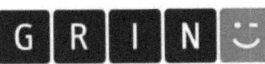

Gelebte Erfahrungen zum Thema Tod von Pflegefachkräften in der Hospiz- und Palliativversorgung

Claudia Snow

GRIN ☺

Bibliografische Information der Deutschen Nationalbibliothek:

Die Deutsche Nationalbibliothek verzeichnet diese Publikation in der Deutschen Nationalbibliografie; detaillierte bibliografische Daten sind im Internet über http://dnb.d-nb.de abrufbar.

ISBN: 9783346454263
Dieses Buch ist auch als E-Book erhältlich.

© GRIN Publishing GmbH
Nymphenburger Straße 86
80636 München

Druck und Bindung: Books on Demand GmbH, Norderstedt Germany
Gedruckt auf säurefreiem Papier aus verantwortungsvollen Quellen

Das Buch bei GRIN: https://www.grin.com/document/1036125

Hochschule Neubrandenburg

Fachbereich Gesundheit, Pflege, Management

Studiengang Pflegewissenschaft/Pflegemanagement

Das Ende ist der Anfang.
Der Anfang ist das Ende.

Gelebte Erfahrungen von
Pflegefachkräften in der Hospiz- und
Palliativversorgung

Qualitative Übersichtsarbeit

Praktikumssemester

Vorgelegt von: *Claudia Snow*

Tag der Einreichung: *08.03.2021*

"Not success. Not growth. Not happiness. The cradle of your love of life ... is death."

— Stephen Jenkinson (2015)

Inhaltsverzeichnis

1 Problemstellung und Relevanz

Jedes Kind und jeder Erwachsene hat ein individuelles Konzept über den Tod. Alle bewusst-seinsrelevanten Einflüsse (Erfahrungen, Vorstellungen und Bilder usw.) treffen hier aufei-nander und stellen eine Verknüpfung zum individuellen Verständnis her. Setzt sich der Mensch mit dem Tod auseinander, entstehen Gefühle, die auf einem kognitiven und emoti-onalen Geschehen basieren (Wittkowski, 1990 zitiert nach Wittwer, 2010, p. 11).

Nach Stevens (2009) ist in unserer westlichen Gesellschaft der Tod ein Tabuthema. Die fehlende Auseinandersetzung und der Mangel an Erfahrung mit dem Tod und Sterben führen zu einem negativen Verständnis und diversen Ansichten, die ebenso Angst erzeugen können. Die Hospiz- und Palliativpflege (im weiteren Verlauf als HPP abgekürzt) spielt im letzten Abschnitt des Lebens von Sterbenden eine wichtige Rolle. So vermag sie, Ängste und Unsicherheiten zu minimieren und die Lebensqualität der Betroffenen und Angehörigen zu verbessern (Stevens, 2009, p. 1). Eine der 4 Grundprinzipien des ICN[1] Ethikkodex (2012) für professionell Pflegende ist „Leiden zu lindern" (ICN, 2012). Diesen Aspekt greift die HPP umfassend als ganzheitlichen, also holistischen Ansatz auf, jedoch wird der Tod selbst nicht als „Leid" thematisiert, sondern als natürlichen Prozess des Lebens. Als „Leid" sind mögliche Symptome und Ängste während des natürlichen Sterbeprozesses zu interpretieren und dementsprechend zu „lindern".

Nach der Hospice Foundation of America (2018) wird durch die HPP bei unheilbarer Krankheit nicht nur eine medizinische Versorgung gesichert, sondern ebenfalls ein interdis-ziplinärer Ansatz verfolgt, der physische, psychische und spirituelle Bedürfnisse der Sterben-den und Angehörigen erkennt und erfüllt. Symptommanagement (z. B. Schmerzbehandlung, palliative Chemotherapie usw.), Kommunikation, Koordination und Entscheidungsfindung stehen im Fokus der Pflegenden im Einvernehmen mit den Wünschen und Zielen der ster-benden Person (Hospice Foundation of America, 2018).

Zurückblickend auf die Aussage von Stevens (2009), wonach Sterben ein Tabuthema in der westlichen Gesellschaft ist, lohnt es sich, die kritische Ansicht von Müller (2018) zu reflektieren. Hiernach werden bereits in der Ausbildung von Pflegefachkräften grundlegende

---

[1] International Council of Nurses

Ansätze der Thanatologie[2] quantitativ und qualitativ unzureichend gelehrt. Auszubildende sind dadurch zu unvorbereitet, um Sterbende und Angehörige professionell zu begleiten. Es prägen sich erste negative Erfahrungen ein und formen die persönliche Haltung zum Sterben und Tod (Müller, 2018, p. 8 ff).

Es fehlt nicht nur theoretisches Wissen, sondern auch Unterstützung während der Ausbildungspraxis, so argumentieren Mutto et al. (2010), dies verhindere eine emotionale Verbindung zu Sterbenden. Die Auszubildenden reduzieren ihre Tätigkeit strikt auf die Erledigung manueller Pflege und vermeiden im schlimmsten Fall den Umgang mit Sterbenden ausnahmslos (Mutto et al., 2010, zitiert nach Ek et al., 2014, p. 514). Maßgeblich führt es also zu einer Ambivalenz gegenüber dem Thema Tod und kann eine erhöhte Angst vor dem Sterben auslösen auf professioneller und persönlicher Basis. Nach Sliter, Sinclair, Yuan, & Mohr (2014) ist bekannt, dass die Angst vor dem Sterben u. a. Burn-out bei Pflegenden forcieren kann und damit auch ein reduziertes Engagement zur Folge hat. Sie sind der Meinung, dass Berufsgruppen, die eine erhöhte Mortalitätssalienz[3] erleben, im Umgang mit dieser und den Effekten aufgeklärt sein müssen, um negative Folgen zu reduzieren. Sie empfehlen grundsätzlich Edukation in Thanatologie, innerbetriebliche Beratung und geben Hinweise für zukünftige Forschungsrichtungen (Sliter et al., 2014, p. 763).

Trotz einer immer noch bestehenden gesellschaftlichen Tabuisierung des Todes und oft unvollständigen Lehre der Thanatologie gibt es Pflegefachkräfte, die sich ganz bewusst der HPP zuwenden, einer Fachrichtung also, in der eine erhöhte Mortalitätssalienz besteht. Welche Fähigkeiten und Besonderheiten besitzen diese Personen gegenüber Personen anderer Fachdisziplinen?

In der Studie von Amenta (1984) wird deutlich, dass Hospizpflegefachkräfte eine stärkere Durchsetzungskraft besitzen, unabhängiger, autonomer arbeiten, erfinderischer und liberaler sind als Fachkräfte aus traditionellen Fachgebieten. Die Studie sollte damals als Grundlage dienen, um Personalauswahl für HPP zu erleichtern. Amenta argumentiert weiter,

---

[2] „Wissenschaft von den Ursachen und Umständen des Todes. Schwerpunkte der Thanatologie sind u. a. die Einstellung zum Tod, Todesvorstellungen, Vortoderfahrungen, Sterbeprozess (auch Suizid) und Sterbebeistand, Interaktion mit Sterbenden, Trauer sowie Bestattungsformen." (Pschyrembel, 2020)

[3] Die (mitunter unbewusste) Zugänglichkeit der eigenen Sterblichkeit; aktiviert durch kurzes Nachdenken über den eigenen Tod. (Schindler, 2019)

dass die Fähigkeiten und Eigenschaften von pflegerischem Hospiz Personal geeignete Grundlage biete, um z. B. Todesangst, religiöse Aspekte und den Sinn des Lebens tiefer zu erforschen (Amenta, 1984, p. 418ff). Es ist demnach von Bedeutung für die Pflegewissenschaft und die Hospiz- und Palliativversorgung, die individuellen Deutungen und gelebten Erfahrungen der Pflegefachkräfte zu untersuchen, sind diese doch zentrale Faktoren der pflegerischen Arbeit und mögen damit einen direkten Einfluss auf die direkte Pflege sowie die Einstellungen zu existentiellen Überlegungen der Pflegenden haben.

Die Forschungsfrage, die Grundlage dieses Review ist, soll dahingehend sein: Wie erleben Hospiz- und Palliativpflegefachkräfte den Tod, das Sterben in ihrer Welt?

2 Zielsetzung

Basierend auf der Relevanz, soll diese Arbeit herausfinden, welche Erfahrungen, Einstellungen und Erkenntnisse sich bei den Pflegefachkräften durch die tägliche Arbeit mit Sterbenden herausgebildet haben. Sie soll dazu anregen, dass Pflegekräfte offener mit ihren Erfahrungen umgehen, diese reflektieren und als Komponente ihres pflegerischen Auftrages erkennen. Sie soll eine Verständigung über das Sterben und den Tod innerhalb der Pflegecommunity fördern und idealerweise zur festen Einbindung von Thanatologie und Thanatopsychologie in Pflegecurricula führen. Die gesamtgesellschaftliche Einstellungen zum Tod, oftmals basierend auf einer negativen Grundhaltung und Ambivalenz, können durch die offenen Deutungen und Erfahrungen aus dem Berufsfeld der HPP, reduziert oder positiv umgewandelt werden.

3 Theoretische Grundlagen

"Understood existentially, birth is never something past in the sense of what is no longer objectively present, and death is just as far from having the kind of being of something outstanding that is not yet objectively present, but will come. Factically Dasein exists as born, and, born, it is already dying in the sense of being-towards-death." (Heidegger, 1996, p. 343 in Svenaeus, 2018, p. 10)

Nach Capurro (1996) haben wir die Bedeutung zum Vor-Denken des Todes, die „praemeditatio mortis", verlernt. In der antiken Philosophie wurde es praktiziert und in die damalige Gesellschaft getragen. Die Schrift von Heidegger, „Vorlaufen zum Tode" (in ‚Sein und Zeit' 1927), gehört in dieses Brauchtum. Cappuro ist der Meinung, dass durch die

Technologisierung (z. B. Internet) unserer heutigen Gesellschaft die Ansicht zum Vor-Denken des Todes und der Zugang einer „göttlichen Transzendenz" im Tode verborgen bleibt. Es fehlt eine Auseinandersetzung mit dem Tod und somit wird er nicht mehr ernst genommen. Dies führt heute zu einer Entwicklung von Todesängsten, die es bisher in dieser Form in der Menschheitsgeschichte nicht gab (Capurro, 1996).

Laut Shariatinia (2015) ist für Heidegger das Wissen über den Tod die Grundlage zur Erkenntnis des Universums. Nicht über den Tod nachzudenken stellt für ihn ein Hindernis des ursprünglichen Menschseins dar, denn der Tod gehört zur vollen Charakteristik der menschlichen Existenz. Nietzsche dagegen hielt es für notwendig, sich mehr Gedanken über das Leben zu machen als über den Tod, denn im Tode stünde ein „Nichtvorhandensein" von Abstraktionsdenken und metaphysischen Reflektionen. In der Moderne wurde der Tod mehr und mehr zu einem Thema der Wissenschaft und entfernte sich von der Philosophie. Seitdem wird der Tod als Bedrohung angesehen, die ein Wohlergehen des Menschen gefährdet (Shariatinia, 2015, p. 92f).

Ginzel (2008) erklärt, dass sich im Moment des Todes eines Anderen die zwei Gesichter des Todes (Anfang und Ende) gleichzeitig offenbaren.

„Der Tod bedeutet der Affektivität des Anderen ein Ende, ist Stillstand des Ausdrucks und Zerfall des Antlitzes, Aufbruch ohne Wiederkehr, reines Fragezeichen. Den Tod so zu verstehen, bedeutet aber eben auch, ihn als gesetztes Zeichen zu verstehen, welches uns als Wegweiser zur Idee der Unendlichkeit führt. " (Ginzel, 2008, p. 87)

Die einseitige Betrachtung des Todes, als Phänomen welches das Ende eines Lebens darstellt, greift daher zu kurz (Ginzel, 2008, p. 51 & 86f).

„Der Tod [des Anderen] enthüllt sich zwar als Verlust, aber mehr als solcher, den die Verbleibenden erfahren. [...] Wir erfahren nicht im genuinen Sinne das Sterben der Anderen, sondern sind höchstens immer nur »dabei«. " (Heidegger M., 2006, p. 239 zitiert in Ginzel, 2008, p. 50)

Dieses Zitat wurde bewusst gewählt, um darzustellen, dass es sich bei der Begleitung von Sterbenden stets um ein „Dabei Sein" handelt. Jedes „Dabei Sein" ist verschiedenartig geprägt mit unterschiedlichen Auswirkungen auf die einzelne Pflegefachkraft, dem Team, den Sterbenden selbst und deren Angehörige. Die Begleitung Sterbender, die quantitativ den anderen Fachrichtungen überlegen ist, birgt sowohl Risiken (z.B. Burn-out, Todesangst) als auch Chancen (existenzielle Überlegungen und Erfahrungen) für das Hospizpersonal (vgl. Barnett, Moore, & Garza, 2019; Peters et al., 2013; Peters et al., 2012).

Harper (1994) macht deutlich, dass es 6 Phasen der Anpassung bezüglich der Pflege Sterbender gibt. Die 1. Phase ist die Angst vor der Pflege am Ende des Lebens. Der Verlust von Patientinnen und Patienten stellt die 2. Phase dar. In der 3. Phase trauert die Fachkraft selbst und ebenso um Patienten und Angehörige. Die 4. Phase äußert sich durch die Entwicklung von Fertigkeiten der Sterbebegleitung. Die Entwicklung von Selbstbewusstsein und Empathie befinden sich in der 5. Phase bis hin zur 6. Phase, in der sich ein tiefes Mitgefühl und ein Bewusstwerden der menschlichen Endlichkeit vollzieht, (zitiert nach Harper, 1994 in Caton & Klemm, 2006, p. 607).

Um die Chancen für eine erfüllende Tätigkeit in der HPP zu fördern, erklärt Tanhan (2013), dass das individuelle Bewusstsein vom Phänomen des Todes in der Pflege gestärkt werden müsse, weil dieser Berufszweig häufig mit Sterbenden und trauernden Angehörigen konfrontiert wird. Negative Einstellungen sollen idealerweise in positive umgewandelt werden, damit die existenzielle Beziehung des Lebens mit dem Tode verstanden wird (Tanhan, 2013 zitiert nach Temelli & Cerit, 2019, p. 4).

Dahinführend war die erste, im Jahre 1965, veröffentlichte Grounded Theory ihrer Art, „Awareness of Dying" von Glaser und Strauss richtungsweisend hinsichtlich der engen Beziehung zwischen dem Verständnis vom Tod bei Pflegenden und dessen direkte Beeinflussung auf die Pflege mit Sterbenden. Nach Andrews (2015) wollten Glaser und Strauss mit ihrer Arbeit die Versorgung von Sterbenden in stationären Einrichtungen verbessern. Sechs Jahre verbrachten sie damit, Interviews und Beobachtungen durchzuführen und konnten dadurch verschiedene Aspekte des Sterbens erfassen. Die Ergebnisse waren „augenöffnend", denn der Bewusstseinsgrad der Pflegenden, Medizinern und Medizinerinnen über den Sterbeprozess beeinflusst die direkte Patientenversorgung. Die Ergebnisse zeigen, dass Personal, welches empathisch, ehrlich, sensibel und kommunikativ bewandt ist, Sterbenden eine wichtige Unterstützung bietet, um ihre letzten Lebenstage würdevoll zu verbringen. Die resultierende Theorie dieser Studie kann auch heute noch als praktischer Leitfaden dienlich sein (Andrews, 2015, p. 3ff).

4 Methodik

Nach Butler, Hall, & Copnell (2016) gibt es zahlreiche Leitlinien über die Durchführung *quantitativer* SRs[4] für EinsteigerInnen in der Forschung, aber nur wenige über *qualitative SRs* innerhalb der Pflegewissenschaft. In ihrer Leitlinie empfehlen sie, die Frageformulierung aus der *quantitativen* Forschung PICO[5] in PCO[6] umzuwandeln, da dies eher der Grundlage einer *qualitativen* Methodik entspricht (Butler et al., 2016, p. 241f).

Vorab wurde die Forschungsfrage, „Wie erleben Hospiz- und Palliativpflegefachkräfte den Tod, das Sterben in ihrer Welt?", wurde in englischer Sprache anhand PCO zerlegt und strukturiert, in Anlehnung an das Modell von Butler et al. (2016). (P) Hospice and Palliative Care Nurses, (C) death and dying in inpatient hospice care, (O) Experience of Hospice and Palliative Care Nurses. Mit dieser Vorgabe wurden englische Keywords für die Literaturrecherche entwickelt (s. Abb.1). Die Suchbegriffe wurden in den Datenbanken TRIP Database, Pubmed, Livivo durchgeführt. Die Suchstrategie wurde in allen Datenbanken in ähnlicher Weise angewandt.

Abb. 1 SR PCO Suchbegriffe Englisch

Population	Context-death	Context-Hospicecare	Outcome
Hospice and palliative care nurse	Death	Hospice house	Experience
	Dead	Hospice facility	View
Hospice Nurse	Dying	Inpatient hospice care	
			Perspective
Palliative care Nurse	'End of Life'	Palliative care unit	
	Loss		Perception
Nurse	Die		Understanding

Der Boolesche Operator 'OR' und 'AND' wurde verwendet, um Synonyme zu unterscheiden und Suchbegriffe zu kombinieren. Die Suche wurde auf Studien beschränkt, die zwischen Januar 1990 und Dezember 2020 veröffentlicht wurden. Die Recherche begann 1990, da in

---

[4] Abk. Systematische Review(s)

[5] Abk. für Population, Intervention, Comparison, Outcome (Riesenberg & Justice, 2014)

[6] Abk. für Population, Context, Outcome

diesem Zeitabschnitt die Forschungen und Publikationen zur Versorgung Sterbender im Zusammenhang mit der Entwicklung der Palliativmedizin deutlich zunahm. Solche Referenzlisten der Publikationen, die die Einschlusskriterien erfüllten, wurden manuell überprüft, um zusätzliche Studien zu identifizieren, die bei der digitalen Suche nicht erfasst wurden.

4.1 Einschlusskriterien und Studienauswahl

Das vorliegende Review betrachtet die Erfahrungen von Pflegekräften, die mit Sterbenden und deren Tod konfrontiert sind, als das Phänomen von Bedeutung. Studien wurden eingeschlossen, wenn sie die folgenden Einschlusskriterien erfüllten: (a) Primärstudie mit qualitativer Methodik; (b) Fokus auf Erfahrungen und Erkenntnisse mit Sterbenden und Tod in HPP c) Fokus auf Pflegefachkräfte, die mindestens 1 Jahr Berufserfahrung in dieser Fachrichtung aufweisen; und (d) in englischer Sprache. Es gab keine Einschränkung hinsichtlich der Art, Schwere und Prognose der terminalen Erkrankungen bei Patienten und Patientinnen, des geographischen Ursprungs der Studien und der Kultur sowie Religion der Pflegefachkräfte.

Die Suche wurde jedoch auf Studien beschränkt, die in Englisch veröffentlicht wurden, da die Forscherin die Sprache fließend beherrscht und die Studienlage in englischer Sprache umfangreicher ist. Studien, die sich explizit auf eine pädiatrische Hospiz- und Palliativversorgung beziehen, wurden ausgeschlossen.

Einschlusskriterien wurden auf Titel und Abstracts der Suchergebnisse angewendet. 318 Studien wurden identifiziert und in die Software Endnote X9 importiert. Aus dieser Stichprobe wurden doppelte Publikationen identifiziert und entfernt. Die verbleibenden 311 Datensätze wurden auf Relevanz von Titel und Abstract geprüft. 22 Volltexte wurden abgerufen und gemäß der Einschlusskriterien überprüft. Insgesamt wurden 9 Arbeiten als geeignet für die Qualitätsbeurteilung eingestuft. Die Suchergebnisse sind als PRISMA Flussdiagramm in Abbildung 2 dargestellt.

Abb. 2 PRISMA Flussdiagramm[7]

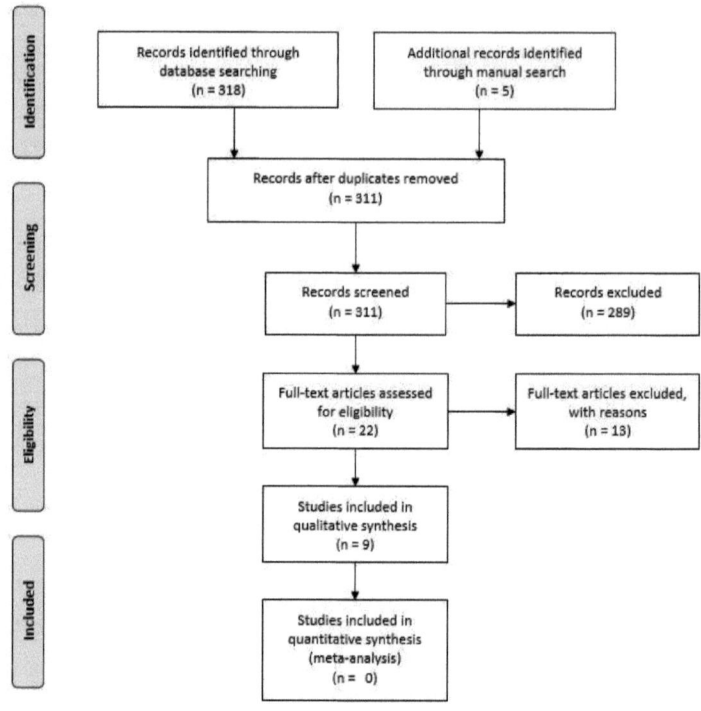

4.2 Qualitätsbewertung

Für die kritische Bewertung der einzelnen Studien wurde die Critical Appraisal Skills Programme (CASP)-Checkliste (The Oxford Centre for Triple Value Healthcare, 2018) (s. Appendix II) verwendet. Dieses Instrument wurde gewählt, weil es eine Reihe von Screening-Fragen zur systematischen Bewertung von qualitativen Forschungsstudien enthält (Huang, O'Connor, & Lee, 2014). Der Qualitätsbewertungsprozesses wird durch die Autorin an 9 eingeschlossenen Arbeiten selbständig durchgeführt.

4.3 Analyse

Von den insgesamt 9 Studien, verfolgten 6 den methodischen Ansatz der Phänomenologie (Evans & Hallett, 2007; Karlsson, Kasén, & Wärnå-Furu, 2017; Rittman, Paige, Rivera, Sutphin, & Godown, 1997; Tornøe, Danbolt, Kvigne, & Sørlie, 2014; Wu & Volker, 2009).

---

[7] eigene Darstellung adaptiert nach Moher, Liberati, Tetzlaff, Altman, and Group (2009)

Zwei Studien basieren auf der Inhaltsanalyse (Andersson, Salickiene, & Rosengren, 2016; Temelli & Cerit, 2019) und eine weitere auf der Diskursanalyse (Funes, Moraes, Cunha, & Almeida, 2020) als Methodik. In *Appendix I* wird ein umfassender Überblick geschaffen über Methodik, Konzept, Sampling und Ergebnisse der Studien. Die Gesamtheit der Daten wurde auf Komponenten und Hauptaspekte untersucht. Fokus war hier die Thematik und die Gliederung dieser in Kategorien (vgl. McCallum, Jackson, Walthall, & Aveyard, 2018).

Aus den 9 Studien wurden 13 kondensierte Bedeutungseinheiten analysiert und in 4 Kategorien gegliedert. Aus diesen ergaben sich 2 synthetisierte Hauptkategorien (s. Appendix I, Tab.1). In der Abhängigkeit vom Urteilsvermögen und Interpretationsfähigkeit der gutachtenden Person ist diese Phase die wohl umstrittenste und am schwierigsten zu beschreibende (Thomas & Harden, 2008, p. 7).

5 Ergebnisse

Im weiteren Verlauf werden die Ergebnisse nach den oben benannten Kategorien die Studien ausführlich beschrieben, verglichen und interpretiert.

5.1 Gefühle und Gedanken über den Tod (existentielle Überlegungen)

Nach Heidegger (in Ireton, 1997, p. 480) integriert die ontologische[8] Sichtweise das Bewusstsein und die Akzeptanz des Todes in das Zentrum des menschlichen Seins, wo er als ein grundlegendes Phänomen der Existenz gilt. Diese Denkweise spiegelt sich im folgenden Abschnitt wider.

5.1.1 Bedeutung von Tod

Funes et al. (2020) analysiert in ihrer Studie die Einstellung zum Tod und wie dieser definiert wird von Pflegefachkräften. Es hat sich gezeigt, dass Pflegefachkräfte in der HPP den Tod als Ereignis der Umwandlung in eine andere Dimension deuten.

> Nurse:"*...For me, dying means only a transition to another dimension. (E1)*"
> Nurse:"*... I see death as a process of disembodiment, where the spirit continues to live. (E2)*"

---

[8] Definition Ontologie: Lehre vom Sein, vom Seienden (Dudenredaktion, o. J.)

Er wird ebenso auf physiologischer Ebene betrachtet, als ein biologischer und natürlicher Prozess.

> Nurse: *"Hmm... [pause] ... it's the interruption of brain functions, due to the lack of nutrients and oxygen to keep neurons alive. (E3)"*

Sie glauben, dass der Tod nicht den Endpunkt des Lebens darstellt. Der Tod ist bereits vom Schicksal vorbestimmt und jeder sollte sich auf das Ereignis in seinem Leben vorbereiten.

> Nurse: *"Death... we have to know that one day we'll die. One day we'll die, and it will end. Because if we don't have a perspective that our life is going to end, we wouldn't do things willingly... we would have a lot of time to do it. So, it's good that everything has to have a limit... life is one of them. (E5)"*

Das Sterben ist wie die Geburt, ein Grundstein des Lebens, wenn auch schwer zu begreifen. Die Pflegefachkräfte suchen für das Verständnis über den Tod Unterstützung durch religiöse, spirituelle oder philosophische Aspekte und Theorien. Die Reflektion über den eigenen Tod und den Tod der PatientInnen ist für sie ein Motivationsfaktor, um in diesem Leben Ziele zu verfolgen und zu realisieren (Funes et al., 2020).

In der Studie von Seno (2010) haben die Pflegefachkräfte eine wahre, authentische Grundhaltung zum Tod geäußert. Aus ihren Ergebnissen ergaben sich einzelne Muster. Das *erste Muster* ist, dass sie den Tod akzeptieren, als das was er ist, nämlich die Bedingung des authentischen Seins. Das *zweite Muster* zeigt, dass sie persönliche/familiäre Erfahrungen mit Tod und Sterben hatten- dies bewirke eine Verbindung zu den Sterbenden, Angehörigen und zwischen den Fachdisziplinen. Das *dritte Muster* beschreibt einen vorteilhaften (realistischen) Geisteszustand, den des authentischen Seins gegenüber dem Tod. Das *vierte Muster* bezieht sich auf das Abrufen (zuhören, Probleme identifizieren, Optionen erläutern) dessen, was die Sterbenden fühlen und sie somit zum Reden bringt. *Muster fünf* beschreibt, wie sich die Pflegefachkräfte auf den zwischenmenschlichen Raum einstellen und diesen managen, bezüglich der Umstände innerhalb der Organisation oder des Gesundheitssystems, der Sterbenden sowie Angehörigen. Seno argumentiert, dass alle Muster eine ganzheitliche Einheit bilden in der Arbeit mit Sterbenden und der authentischen Grundhaltung zum Tod. Zudem empfiehlt sie, sich ausgiebig mit Heideggers Verständnis von Tod zu beschäftigen. Sie ist der Annahme, dass sich mit Hilfe dieses Verständnisses die Einstellung zum Tod positiv verändern kann (Seno, 2010, p. 377ff).

> *"Laurel believes she receives way more than she gives as she accompanies people along the end-of-life journey. Coming into contact with death on a daily basis, she appreciates how*

important life is; she lives more fully because of it and helps others likewise." (Seno, 2010, p. 383)

Karlsson et al. (2017) beschreiben in ihrer Studie, dass das Equilibrium zwischen Hoffnung und Verzweiflung im Bezug zum eigenen Tod und dem Tod des anderen in der täglichen Arbeit herausgefordert wird. Die Differenzierung, zwischen Angst und Mut im Dasein als Pflegefachkraft und als Mensch, aber auch zwischen Verantwortung und Schuldgefühlen, ist ein ständiger Begleiter. Dies entspricht ihrer Ansicht nach der existentiellen Ebene der Pflegefachkräfte.

> Nurse: *"I [as a nurse] have also been worried about how these doubts reflect when I meet patients that I have been afraid to meet. I am pretty sure that it isn't so, but I don't know how it is in situations with patients if my own fears of death have been reflected in my meetings with patients. I don't believe it but— but I have many thoughts around my own fear of death."*

> Nurse: *"I think that everyone who works with this reflects on their own death or that something could happen. It would be terrible if we, as staff, were not that way."* (Karlsson et al., 2017, p. 6ff)

Auch Wu und Volker (2009) analysierten in ihrer Studie, dass Pflegefachkräfte die Arbeit mit Sterbenden als Gelegenheit beschreiben sich der Realität anzunehmen. Sie befähigt, über die eigene Mortalität nachzudenken, ebenso über Verlust und Trauer. Auch in dieser Studie spielen Religiosität und Unterstützung eine wichtige Rolle bei Pflegefachkräften. Die Arbeit in der HPP fördert eine Denkarbeit über den Sinn des Lebens und dessen Reflektion.

> Nurse: *"[…] I have become more aware of myself after working in the hospice.[…]"* (Wu & Volker, 2009, p. 582)

5.1.2 Beziehungen und tiefes Verständnis

Im Verlauf der Studie von Wu und Volker (2009) zeigte sich, dass Beziehungen zwischen den Sterbenden und den Pflegefachkräften eine tragende Rolle spielen. Enge Beziehungen fördern die spirituelle, psychologische und physiologische Pflege zwischen den Sterbenden, den Pflegefachkräften aber auch den Familienangehörigen. Besonders die Kommunikation und Empathie werden bei den Pflegenden aktiviert, um Erfahrungen und Gefühle der PatientInnen zu verstehen. Das Zuhören gilt hier als wichtiger Faktor, um die Qualität der Pflege insgesamt zu erhöhen und die individuellen Wünsche der PatientInnen zu erfüllen.

Ein Zusammenspiel von Ganzheitlichkeit spiegelt sich hier wider. Eine Pflegefachkraft bezeichnete es wie ein Gefühl ein „Mitglied der Familie" des/der Sterbenden zu sein.

> Nurse:*" I didn't know why I had a special connection with some patients' families. After the patients died, their families hugged me and cried just like I was part of their family. "*
> (Wu & Volker, 2009, p. 580)

In der Untersuchung von Tornøe et al. (2014) resultierten ähnliche Ergebnisse. Gefühle, die durch Begegnungen mit Sterbenden geprägt sind, werden hier als enorm bedeutungsvoll und sinnbringend empfunden. Leiden zu lindern, inneren Frieden zu erzeugen, Versöhnung voranzubringen sind die Prinzipien einer tiefen Beziehung die auf Vertrauen zwischen den Sterbenden, Angehörigen und den Pflegefachkräften basiert.

> Nurse: *"You become quite fond of the patients! Sometimes they just leap in to your heart!* (Tornøe et al., 2014, p. 6)

Auch Rittman (1997) bestätigte in ihrer Studie, dass eine tiefe Bindung eine bedeutende Erfahrung für Pflegefachkräfte und Sterbende ist. Die Erfahrungen, die durch die Pflegekräfte beschrieben wurden, spiegeln den holistischen Ansatz „da zu sein" mit dem Blick auf das Ganze, wider. Hierdurch wird der Weg zum Tod durch eine professionelle sowie emotionale Pflege und ein würdiges Sterben gezeichnet.

> Nurse: *"I saw the inner-child one more time peeking through his eyes. He stood up, hugged me and said, `thank you, you are my Brother` and for the first time, we cried together. After a few minutes he said. `This is the end, but thanks to you and the strength you give me, I'm prepared."* (Rittman et al., 1997, p. 4)

Rittman (1997) stellt fest, dass die meisten Menschen in unserer Gesellschaft jene Wechselseitigkeit von engen, bedeutungsvollen Bindungen mit Sterbenden üblicherweise nicht erfahren. Das Zusammensein mit den Sterbenden und ihren Angehörigen ist eine der wichtigsten Erfahrungen des Lebens, die durch bedeutende und eindrucksvolle Beteiligung gekennzeichnet ist.

Im direkten Bezug zur emotionalen Pflege steht die körperliche Pflege, beide werden von den Pflegekräften simultan durchgeführt, gehen Hand in Hand. Die physische Pflege ermöglicht es, die holistischen Komponenten zu sehen und zu fühlen. In Form von Berührung und Pflege des Körpers befähigt sie, eine noch tiefere Verbindung zu den Sterbenden herzustellen. Sie nimmt einen großen Stellenwert in der Pflege ein, denn sie eröffnet den Zugang zu emotionaler und psychischer Pflege hin zu den Bedürfnissen und Wünschen der Sterbenden (Rittman et al., 1997, p. 5).

Bei Tornøe et al. (2014) ist in der Hospizpflege eine der bedeutendsten und gleichzeitig herausforderndsten Fähigkeiten des Pflegepersonals das Erkennen von Zeichen/Signalen (verbal oder non-verbal) von Sterbenden und deren Interpretation. Es ist eine Begabung der Pflegefachkraft, Wünsche und Bedürfnisse der Sterbenden wahrzunehmen und pflegerisch zu realisieren. Pflegefachkräfte möchten die Bedürfnisse der sterbenden Person sehen und verstehen, ohne ihre eigenen Vorstellungen und Werte aufzudrängen. Zugang zu den spirituellen und existentiellen Nöten wird auch nach dieser Studie durch die körperliche Pflege erreicht, hier achtet die Pflegekraft auf die Art der Berührung und den Tonfall bei der Kommunikation.

Nurse: *"If you do things properly, and show that you care, existential or spiritual distress eventually surfaces if it's there."*(Tornøe et al., 2014, p. 5)

Hinsichtlich des Erlebens der Atmosphäre beim Betreten der Räume von Sterbenden ist es oft eine emotionale Erfahrung, die sehr unterschiedlich sein kann. In Abhängigkeit der Angehörigen und der Sterbenden fühlen die Pflegekräfte entweder tiefe und erdrückende Trauer oder das komplette Gegenteil gezeichnet von Freude und Licht, einer Feier ähnlich.

Nurse: *"[...] There's no light and no energy. Nobody is talking. A whole family is just sitting there, waiting for Mom to die. The grief just hits you like a wall! How do you deal with that?* (Tornøe et al., 2014, p. 5)

Das letzte Zitat leitet den Übergang zum nächsten Thema ein. Die Pflegefachkraft stellt sich die Frage, inwiefern man damit umgehen sollte, wenn die Trauer in Form von Dunkelheit und ohne Kommunikation der Angehörigen enorm den Raum der Sterbenden füllt.

5.2 Hospiz- und Palliativpflege als wichtige Einheit

Evans and Hallett (2007) beschreiben, dass die Pflege mit Sterbenden eine Konnexion von Wissen, Erfahrung, Intuition und existentiellem Verständnis darstellt, mit der man in der Lage ist, vulnerablen Menschen gegenüberzutreten und sie würdevoll zu versorgen (Evans & Hallett, 2007, p. 748f).

Bezogen auf die herausfordernde Arbeit mit Sterbenden empfinden Pflegefachkräfte, laut Wu und Volker (2009), die Arbeit als zutiefst lohnend. Sie erhöht den Selbstwert und sorgt für eine positive Einstellung zum Leben. Diese Grundlagen geben den Pflegefachkräften die Möglichkeit, einen Sinn für ihre Arbeit zu entwickeln. Grundlage der Arbeit ist die bewusste Auseinandersetzung mit der eigenen Mortalität, Trauer und Verlust. Daraus folgend entwickelt sich eine individuelle Philosophie über den Tod und/oder den Sinn des Lebens, dieses

Bewusstsein zieht sich durch viele, verschiedene Kulturkreise und wird somit nicht nur in der westlichen Welt als Phänomen verstanden (Wu & Volker, 2009, p. 583).

Im nächsten Abschnitt wird konkret auf die Aspekte eingegangen, die im Alltag der Pflegefachkräfte als herausfordernd beschrieben werden.

5.2.1 Comfort Care

Comfort Care, nach der Definition der WHO (2002), „[…] ist ein Ansatz zur Verbesserung der Lebensqualität von Patienten und ihren Familien, die mit Problemen konfrontiert sind, welche mit einer lebensbedrohlichen Erkrankung einhergehen. Dies geschieht durch Vorbeugen und Lindern von Leiden durch frühzeitige Erkennung, sorgfältige Einschätzung und Behandlung von Schmerzen sowie anderen Problemen körperlicher, psychosozialer und spiritueller Art." (WHO, 2002)

In der Studie von Evans & Hallett (2007) beschreiben Pflegefachkräfte, dass zuerst der physische Schmerz bei den Sterbenden, soweit vorhanden, unter Kontrolle gebracht werden muss.

> Nurse: *"Often, by just trying to formulate drug therapy, titrate analgesia and obtain basic control of their physical pain you actually start to make them feel more comfortable again, and then you start to give them back quality, because more often than not, if they are in pain, they are not comfortable."* (Evans & Hallett, 2007, p. 746)

Ist der physische Schmerz unter Kontrolle, können sich die Sterbenden mit existentiellen und spirituellen Aspekten auseinandersetzen. Es geht grundlegend immer um die Erhaltung und Verbesserung der individuellen Lebensqualität der Sterbenden, soweit dies möglich ist. In der Comfort Care wird die allgemein bekannte Maslowsche Pyramide, abweichend von der Norm, nicht selten auf den Kopf gestellt, um die Wünsche der Sterbenden zu erfüllen und existentielle Aspekte des Todes in den Vordergrund zu stellen. Comfort care ist daher ein Zusammenspiel von Wissen, Erfahrung, Intuition und einem existenziellen Verständnis davon, wie man in die Welt von Sterbenden „eintritt".

> Nurse: *"[…] Comfort is a holistic phenomenon. One patient told me: – 'I can't find any peace It's not the pain in my back that's the problem but the pain in my mind."* (Evans & Hallett, 2007, p. 747)

Grundlegend spielt aber die Trajektorie des Todes[9], die sich entweder schrittweise, gleichmäßig oder intervallartig, während einer terminalen Erkrankung entwickelt, eine ausschlaggebende Rolle für die Art und Weise der Ausführung von Comfort Care. So ist das häufige Anpassen der Pflege, innerhalb der Trajektorie des Todes, an die Bedürfnisse/Probleme notwendig, dies wird durch diese Aussage erkenntlich:

"[...] They may become less mobile. They can't get up. They may become confused, having trouble with drinking, dropping things, probably becoming incontinent, or they may become breathless or nauseated or start to vomit'. [...]." (Evans & Hallett, 2007, p. 747)

Neben den allgemeinen pflegerischen und medizinischen Behandlungen wird in der Studie von Tornøe et al. (2014) deutlich, dass bei Sterbenden auch unvorhersehbare Notsituationen eintreten können, auf die eine Fachkraft reagieren muss (plötzlich auftretende Schmerzen, Übelkeit oder Angst u. a.) Dadurch sind Pflegefachkräfte gezwungen, spirituelle und existentielle Bedürfnisse der Sterbenden anderweitig in ihre Arbeit zu integrieren, beziehungsweise kommt dieser Teil der Arbeit dem Empfinden nach oft zu kurz, welches im Umkehrschluss zu einem ethischen Dilemma führt.

Nurse: *"Some times I have to interrupt a conversation to administer a drug to another patient. It can also be difficult to walk past family members who are crying in the hallway. But I always try to indicate when I can come back and talk with them. I just hate the word "soon". It is important to show that I care and that I have seen their distress."* (Tornøe et al., 2014, p. 5)

Das Erkennen und Befriedigen der Bedürfnisse von Sterbenden und der Angehörigen ist nicht immer einfach für Pflegefachkräfte, daraus folgen u. a. Frustration und Stress. Bei Andersson et al. (2016) wird ein mangelnder Wissenstand in der Palliativpflege als ein Verursacher gesehen, der zu Defiziten bei der Priorisierung der Arbeit führt. Weiter wird Zeitdruck, meist bedingt durch eine zu hohe Anzahl von PatientInnen, die gleichzeitig zu versorgen sind. Die Pflegefachkräfte fühlen, dass sie dadurch eine unzureichende qualitative Versorgung bei Sterbenden durchführen, welche im Umkehrschluss eine Gefahr für die Pflegeethik birgt (Andersson et al., 2016, p. 146f).

Zu ähnlichen Ergebnissen kommen Temelli und Cerit (2019), hier gaben die Pflegefachkräfte an, dass die Arbeit mit Sterbenden besonders negativ wahrgenommen wird, wenn z. B. keine

---

[9] (Bedeutung: Sterbeverlauf) Weiterführende Literatur in Cohen-Mansfield, Skornick-Bouchbinder, and Brill (2017)

Schmerzfreiheit bei Sterbenden erreicht wird. Auch das Sterben von jüngeren Menschen und negatives Intervenieren von und durch Angehörige oder Familienmitglieder (z. B. die Wünsche der Sterbenden ignorieren) ist belastend. Ein weiterer Aspekt ist, nicht in der Lage zu sein tiefe Beziehungen mit den Sterbenden aufzubauen, weil sie „zu spät" in die palliative Versorgung überwiesen wurden (nur Stunden oder Minuten vor dem Tod) (Temelli & Cerit, 2019, p. 10ff).

Um zuverlässige und erfüllende Comfort Care durchzuführen, wünschen sich Pflegefachkräfte zum einem mehr Zeit und Unterstützung und zum anderen mehr Wissen und Erfahrung.

5.2.2 Erfahrungswissen und berufliche Expertise

> Nurse: *"Today it's a little easier [taking care of dying patients] than when I got here [admission to the unit] ... Today, I deal much better with this [dying] process... It's not an easy process.[...]"* (E4) (Funes et al., 2020, p. 4)

Demnach kann die Arbeit in der Hospizpflege emotional so stark belastend sein, dass sich besonders unerfahrene Pflegefachkräfte stattdessen eine Arbeitsstelle suchen, in der eine geringere Mortalität wahrscheinlich ist (Funes et al., 2020). Gründe hierfür sind nach Andersson et al. (2016) ein mangelndes Wissen über existentielle Fragen und Unsicherheiten bei pflegerischen Tätigkeiten.

> Nurse: *"It was really hard ... very hard to behave, to handle time to spend on it ... the pain and how to show support for the families [...] I was not prepared for it ... I was not prepared for my feelings ... to meet the families, to be their safe point ... to be calm and safe."* (Informant 4) (Andersson et al., 2016, p. 147)

Tornøe et al. (2014) bestätigen, dass Pflegefachkräfte oft mit ethischen Dilemmata konfrontiert würden, bezüglich einer Akzeptanz der Wünsche und Entscheidungen Sterbender. Dies stellt sich als Herausforderung dar, die eine Balance zwischen dem Fachwissen der Pflegefachkräfte und der Vulnerabilität der Strebenden erfordert. Die Einsicht, dass jeder Sterbende und jede Sterbende individuell und verschieden ist und daher die Pflege nicht alleinig auf der Expertise der Pflegekräfte aufbaut, ist hierbei entscheidend.

> Nurse: *"Who are we to judge what is best for them?"* (Tornøe et al., 2014, p. 3)

Unterschiedliche Fragen beeinflussen eine Entscheidungsfindung seitens der Sterbenden, wie sie leben oder sterben möchten. Wie sind die kognitiven und physischen Fähigkeiten bei den zu pflegenden Menschen? Welche Rechte haben sie, um Therapien und Behandlungen anzunehmen oder abzulehnen? Aus diesen Fragen ergeben sich ethische Dilemmata für Pflegefachkräfte die, sie trotzdem dazu befähigen müssen, die Sterbenden in ihrer Not zu unterstützen, ohne die Würde und Autonomie zu verletzen (Tornøe et al., 2014, p. 3f).

Gefühle von Hilflosigkeit, Verzweiflung und Verletzlichkeit bei erfahrenem Pflegepersonal sind, trotz der bedeutsamen, individuellen und beruflichen Anteilnahme, nicht gänzlich unbekannt. Bei Funes et al. (2020) haben die Pflegefachkräfte trotz ihrer beruflichen Erfahrung, akademischen Hintergrunds und Weiterbildungen in der Hospizpflege immer noch Schwierigkeiten im Umgang mit dem Tod. Negative Emotionen und Frustrationen, hervorgerufen durch Interaktionen zwischen Sterbenden, ihren Familien und anderen Fachkräften wurden mehrfach geäußert. Pflegefachkräfte müssen angemessen auf die Pflege von Sterbenden vorbereitet werden. Funes et al. fordern eine wissenschaftliche Untersuchung der Grundausbildung in der Pflege und eine Anpassung der Curricula (Funes et al., 2020, p. 5f).

Nach Temelli und Cerit (2019) kann eine Aufwertung bisheriger Pflegecurricula u. a. mit kreativem Rollenspiel und Simulationstechniken erreicht werden. Die Arbeit mit Sterbenden kann, aufgrund der hohen emotionalen Belastungen und dem Auftreten erhöhter Mortalitätssalienz, einen Erschöpfungszustand bei Pflegefachkräften vorantreiben. So sind ihrer Meinung nach vielfältige Unterstützungsprogramme (z. B. Förderung der bewussten Wahrnehmung eigener Gefühle) in der Praxis zu fördern. Das Risiko von Burnout kann reduziert, möglicherweise sogar verhindert werden (Temelli & Cerit, 2019, p. 16).

In der täglichen Praxis haben sich eine erfolgreiche Integration von Teambesprechungen und Unterstützung durch Kollegen und Kolleginnen bewährt, um die emotionale Last dieser Arbeit zu bewältigen. In den Ergebnissen der Studie von Wu und Volker (2009), wird deutlich, dass Frustration und Stress in der Hospizpflege allgegenwärtig sind, unabhängig von Kultur und geographischer Lage. In ihrer Studie suchen die Pflegefachkräfte Unterstützung innerhalb des eigenen Teams, um die Arbeit mit Sterbenden zu erleichtern.

> Nurse: *"When we feel frustrated and stressed, the team members can support, understand, and accept us. When I talk about my thoughts, the team members can forgive me, listen to me, accept my crying, and give me a hug."* (Wu & Volker, 2009, p. 581)

Auch bei Andersson et al. (2016) wird dies aufgegriffen. Die Pflegefachkräfte tauschen sich mit ihren Freunden und im Team aus, nutzen Selbstreflektion zur Evaluation ihrer Gefühle und der Pflege von Sterbenden. Andersson et al. betonen, im Einklang mit der Theorie von

Benner (1982)[10] zu arbeiten. Neue und unerfahrene Pflegefachkräfte müssen durch erfahrene Pflegende angeleitet und unterstützt werden. Ein Hauptbestandteil sollen Gespräche zur Förderung der Selbstreflektion einnehmen (Andersson et al., 2016, p. 148).

Nach Seno (2010) gehört zur Festigung einer beruflichen Expertise demnach auch der Einschluss von Pflegefachkräften bei klinischen Entscheidungen, die die Sterbenden betreffen; so gewährleistet der Einschluss ein Mitspracherecht des Pflegepersonals. Die Kommunikationsebene mit Medizinern und anderen Fachdisziplinen sollte daher angehoben werden, um gleichzeitig hierarchische Strukturen abzubauen. Hierin erhält die Arbeit mit Sterbenden einen höheren Stellenwert bei den Fachkräften und erhöht die Zufriedenheit in der täglichen Praxis. Gleichzeitig führt dies zu einem gelebten Berufsethos, der durch Expertise und berufliche Autonomie positiv hervorgehoben wird (Seno, 2010, p. 385).

6 Diskussion

Die ausschlaggebenden Gründe, dieses Review durchzuführen, waren erstens die in Abhängigkeit der modernen Gesellschaft entstandene Tabuisierung des Todes und zweitens die Annahme, dass angehende Pflegefachkräfte unzureichend in Thanatologie unterrichtet werden. Die theoretischen Grundlagen dieser Arbeit sind überwiegend durch philosophische und pflegerische Aspekte geprägt. Das Sammeln, Analysieren und Interpretieren von menschlichen Erfahrungen ist Grundlage der qualitativen Forschung. Die Studien, die dieser Arbeit vorliegen, basieren auf Interviews verschiedener Formate (s. Appendix I, Tab.1). Eine Studie nutzt zusätzlich Fokusgruppen und vertieft somit die Thematik noch einmal (vgl. Karlsson et al., 2017).

Der Tod wird von den Fachkräften als das Hinübergehen in eine andere Dimension verstanden und nicht als das absolute Ende. Ausschlaggebend sind eine authentische Grundhaltung sowie spirituelle und philosophische Sichtweisen, die weit über das Verständnis eines biologischen Todes hinausgehen (Funes et al., 2020; Karlsson et al., 2017; Seno, 2010; Wu & Volker, 2009). Eine Entwicklung von wechselseitigen Beziehungen zwischen Pflegekräften und Sterbenden sowie tiefe Empathie sind die Grundsteine für eine vollendete Palliativpflege. Ohne diese Grundsteine werden die Signale von Sterbenden nicht erkannt und ihre

---

[10]"[...] theory of the novice-expert, i.e., that understanding develops through experience, rather than through knowledge of principles and rules." (Andersson et al., 2016, p. 148)

Wünsche bleiben am Lebensende unerfüllt; dies ist der herausforderndste Aspekt der Palliativpflege (Evans & Hallett, 2007; Rittman et al., 1997; Tornøe et al., 2014; Wu & Volker, 2009). Aus den authentischen Ansichten über den Tod und das Sterben, sowie einer einfühlsamen Arbeit mit Sterbenden, ergibt sich auf Dauer eine Expertise. Diese Expertise ermöglicht den Pflegekräften ein ständiges „sich anpassen", auch in kritischen Situationen, um den Bedürfnissen der Sterbenden und ihrer Angehörigen gerecht zu werden. Eine Expertise in dieser Form erhöht den Selbstwert der Fachkräfte und bestärkt sie in ihrer Arbeit. Sie dient demnach auch als Puffer, um negative Emotionen im Arbeitsalltag abzufangen (Evans & Hallett, 2007; Tornøe et al., 2014; Wu & Volker, 2009). Häufig beklagen die Fachkräfte einen Mangel an Wissensvermittlung während der Ausbildung im Bereich der Palliativpflege. Diese Programme erfordern eine Überarbeitung und Erweiterung der Wissensvermittlung. Dies kann durch Selbstreflektion, existentielle Überlegungen, Rollenspiel u. a. erreicht werden (Andersson et al., 2016; Funes et al., 2020; Temelli & Cerit, 2019; Wu & Volker, 2009).

Problematisch bleibt aber, dass diese Art der Expertise nicht alleinig durch theoretische Ausbildungen erlangt wird, sondern hauptsächlich durch Erfahrungswissen. Ganz am Anfang können Frust, Trauer und fehlendes Wissen bei der Ausübung der Palliativpflege im Vordergrund stehen und daher erfordert es ganz besonders eine professionelle Anleitung durch erfahrene Pflegefachkräfte und nicht alleinig die Vermittlung theoretischen Fachwissens (Andersson et al., 2016; Temelli & Cerit, 2019; Tornøe et al., 2014). Nicht selten erleben aber auch erfahrene Fachkräfte die Hindernisse in ihrer Arbeit und einen daraus entstehenden Frust. Einerseits werden sie konfrontiert mit ethischen Dilemmata z. B. aufgrund von Zeitmangel und einem geringen Personalschlüssel, „herausfordernde" Familienangehörige oder unzureichendes Schmerzmanagement bei den Sterbenden. Andererseits bestehen oft eine fehlende Autonomie der Pflege und ein Ausschluss bei klinischen Entscheidungen (Andersson et al., 2016; Funes et al., 2020; Seno, 2010; Tornøe et al., 2014). Es gibt innerbetrieblich oft zu wenig Angebote wie z. B. Supervision usw. In diesen Fällen suchen sich Fachkräfte Unterstützung innerhalb des Teams oder bei Freunden, um Stress, Trauer und Sorgen zu reduzieren, meist mit Erfolg (Andersson et al., 2016; Funes et al., 2020; Temelli & Cerit, 2019; Wu & Volker, 2009).

Es ist ersichtlich, dass der Beruf als Hospizfachkraft mit enormen Belastungen einhergeht, aber dennoch als sehr lohnend und sinnbringend für die Pflegefachkräfte ist. Am Ende sind es einzigartige Erfahrungen, die die Fachkräfte im Menschsein fordern und die Angst vor dem Tod reduzieren (Karlsson et al., 2017; Rittman et al., 1997; Tornøe et al., 2014).

7 Limitationen

Dieses Review trägt zum Wissen über die Erfahrungen von Hospiz- und Palliativfachkräften bei, trotzdem hat es mehrere Einschränkungen. Die genutzten Studien sind alle in englischer Sprache, Studien in anderen Sprachen wurden nicht berücksichtigt. Dennoch wurden Studien anderer Kulturkreise wie z. B. aus Taiwan und der Türkei mit einbezogen. Zukünftige Forschungen sollten andere Sprachen mit einbeziehen, um zu sehen, ob und wie kulturelle Diversität Erfahrungen von Pflegefachkräften in der Hospizpflege beeinflussen. Weiterhin waren einige Studien nicht ausschließlich auf die Erforschung von Erfahrungen der Pflegefachkräfte ausgelegt, dadurch liefern sie möglicherweise unzureichende Evidenz. Des Weiteren wurden Studien die alleinig bei pädiatrischen oder neonatologischen Populationen durchgeführt wurden, ausgeschlossen. Deshalb können die Ergebnisse dieses Reviews nicht generalisierbar sein.

In zwei Studien (Andersson et al., 2016; Temelli & Cerit, 2019) wurde die Inhaltsanalyse als Methodologie genutzt. Hier sei angemerkt, dass bei Temelli & Cerit nicht eindeutig dargestellt wird, nach welcher Inhaltsanalyse gearbeitet wurde oder welche Literatur als Vorgabe galt. Allgemein wird die Inhaltsanalyse in der qualitativen Forschung stark diskutiert, da bei ihrer Anwendung tiefergehende Erkenntnisse in der Kommunikation verborgen bleiben können. Andererseits dient die Inhaltsanalyse einem systematischen und transparentem Vorgehen in der qualitativen Forschung (vgl. Jenker, 2007). Daher ist es möglich, dass einige Aspekte nicht aufgegriffen wurden, die in den anderen Studien zu finden sind.

Auffallend in fast allen Studien ist, dass die Interviewpartner überwiegend weiblich sind. Nur 3 (Andersson et al., 2016; Funes et al., 2020; Temelli & Cerit, 2019) von insgesamt 9 Studien interviewten auch männliche Pflegefachkräfte. Gründe könnten sein, dass sich männliche Pflegekräfte nicht für die Thematik interessiert haben, oder dass sie prinzipiell im Pflegeberuf geringer vertreten sind als weibliche Pflegefachkräfte. Möglicherweise können jedoch die Erfahrungen von männlichen oder diversen Pflegefachkräften neue Aspekte in der Wissenschaft aufzeigen und den Blickwinkel bezüglich des Verständnisses von Tod erweitern.

In diesem Review wurden zu jeder Kategorie in den Ergebnissen relevante Zitate von Pflegefachkräften verwendet, um die Erfahrungen und Aussagen der Probanden darzustellen.

Die Zitate wurden nicht in die deutsche Sprache übersetzt, weil dies möglicherweise zu Verzerrungen des eigentlichen Inhaltes der Aussagen hätte führen können. Andererseits können die Originaltexte zu Problemen des Verständnisses bei Lesern und Leserinnen führen. Eine weitere Limitation ist, dass es in diesem Sinne keine gemeinsame Arbeit von Forschern und Forscherinnen ist, mit der das Review erstellt wurde, folglich ergeben sich Verzerrungen und ungenügende Interpretationen.

8 Fazit

Diese Arbeit synthetisiert die gelebten Erfahrungen von Pflegefachkräften in der Hospiz- und Palliativpflege, die in der untersuchten Literatur 1990-2020 berichtet wurden. Ein breites Spektrum von Erfahrungen der Fachkräfte wurde identifiziert; es gab Ähnlichkeiten und Kontraste bezüglich der Einstellungen und Empfindungen, der Arbeitsweisen und des Wissensstands. Eine Wechselseitigkeit, gezeichnet durch existentielle Überlegungen, tiefe Beziehungen, Empathie und spirituelles Verständnis, zwischen den Sterbenden und der Pflegefachkräfte, wurde eruiert. Es geht grundlegend um einen holistischen Ansatz, der sich bei Pflegenden und Sterbenden gleichermaßen vollzieht. Faktoren, die Frustration und Stress beim Pflegepersonal auslösen, wurden aufgezeigt und Lösungen vorgeschlagen. Einige Fachkräfte fühlen sich besonders am Anfang ihrer Karriere unvorbereitet, um mit Sterbenden zu arbeiten. Hinweise zur Implementierung neuer Methoden in der Ausbildung wurden aufgezeigt. Einen wichtigen Beitrag leistet die professionelle Anleitung neuer Fachkräfte durch erfahrene Fachkräfte. Für erfahrene Fachkräfte mögen ein Mitsprachrecht bei klinischen Entscheidungen sowie eine niedrige hierarchische Struktur innerhalb der Organisation für mehr Zufriedenheit sorgen. Die Abbildung und Beschreibung der Erfahrungen von Pflegefachkräften in der HPP können eine zentrale Einheit für ein größeres Verständnis des Themas ‚Tod' innerhalb der Gesellschaft und für die Pflegewissenschaft selbst bilden. Der Tod galt schon immer als etwas Unheimliches und Mysteriöses im menschlichen Sein. In der modernen Zeit machen wenige Menschen Erfahrungen mit dem Tod, oftmals geschieht er hinter verschlossenen Türen oder die Menschen wenden sich der Thematik nicht zu. Mithilfe der Erfahrungen und praktischen Einblicke in die Arbeitswelt der Pflegenden könnte dies in positive Ansichten umgewandelt werden. Die Pflege von Sterbenden und ihren Angehörigen ähnelt einer Kunst und Palliativfachkräfte sind mit allen Sinnen involviert und integriert.

9 Quellenverzeichnis

Amenta, M. M. (1984). Traits of hospice nurses compared with those who work in traditional settings. *Journal of Clinical Psychology, 40*(2), 414-420. doi:10.1002/1097-4679(198403)40:2<414::Aid-jclp2270400205>3.0.Co;2-x

Andersson, E., Salickiene, Z., & Rosengren, K. (2016). To be involved - A qualitative study of nurses' experiences of caring for dying patients. *Nurse Educ Today, 38*, 144-149. doi:10.1016/j.nedt.2015.11.026

Andrews, T. (2015). Awareness of Dying Remains Relevant after Fifty Years. *Grounded Theory Review, 14*.

Barnett, M. D., Moore, J. M., & Garza, C. J. (2019). Meaning in life and self-esteem help hospice nurses withstand prolonged exposure to death. *J Nurs Manag, 27*(4), 775-780. doi:10.1111/jonm.12737

Benner, P. (1982). From Novice to Expert. *The American Journal of Nursing, 82*(3), 402-407. Retrieved from https://www.medicalcenter.virginia.edu/therapy-services/3%20-%20Benner%20-%20Novice%20to%20Expert-1.pdf

Butler, A., Hall, H., & Copnell, B. (2016). A Guide to Writing a Qualitative Systematic Review Protocol to Enhance Evidence-Based Practice in Nursing and Health Care. *Worldviews Evid Based Nurs, 13*(3), 241-249. doi:10.1111/wvn.12134

Capurro, R. (1996). Heideggers Analyse des Menschen als Grenzgänger des Todes. *der blaue reiter. Journal für Philosophie 4*, 38-41.

Caton, A. P., & Klemm, P. (2006). Introduction of novice oncology nurses to end-of-life care. *Clin J Oncol Nurs, 10*(5), 604-608. doi:10.1188/06.Cjon.604-608

Cohen-Mansfield, J., Skornick-Bouchbinder, M., & Brill, S. (2017). Trajectories of End of Life: A Systematic Review. *The Journals of Gerontology: Series B, 73*(4), 564-572. doi:10.1093/geronb/gbx093

Dudenredaktion. (o. J.). Definition Ontologie. Retrieved from https://www.duden.de/node/105904/revision/105940 abgerufen am 02.01.2021

Ek, K., Westin, L., Prahl, C., Österlind, J., Strang, S., Bergh, I., & Hammarlund, K. (2014). Death and caring for dying patients: Exploring first-year nursing students' descriptive experiences. *International journal of palliative nursing, 20*, 509-515. doi:10.12968/ijpn.2014.20.10.509

Evans, M. J., & Hallett, C. E. (2007). Living with dying: a hermeneutic phenomenological study of the work of hospice nurses. *J Clin Nurs, 16*(4), 742-751. doi:10.1111/j.1365-2702.2006.01620.x

Funes, M. M., Moraes, M. W., Cunha, M., & Almeida, F. A. (2020). Caring for cancer patients facing death: nurse's perception and experience. *Rev Bras Enferm, 73Suppl 5*(Suppl 5), e20190686. doi:10.1590/0034-7167-2019-0686

Ginzel, D. (2008). *Der Tod bei Martin Heidegger- Eine Analyse des Todesbegriffs in Sein und Zeit mit Einbeziehung der Philosophie Emmanuel Levinas`.* (Magistra der Philosophie (Mag. phil.)). Universität Wien, Retrieved from https://core.ac.uk/download/pdf/11582785.pdf

Hospice Foundation of America. (2018). What is Hospice. Retrieved from https://hospicefoundation.org/Hospice-Care/Hospice-Services ab

Huang, X., O'Connor, M., & Lee, S. (2014). School-aged and adolescent children's experience when a parent has non-terminal cancer: a systematic review and meta-synthesis of qualitative studies. *Psychooncology, 23*(5), 493-506. doi:10.1002/pon.3457

Ireton, S. (1997). Heidegger's Ontological Analysis of Death and its Prefiguration in Nietzsche. *Nietzsche-Studien, 26*(1), 405-420. doi:doi:10.1515/niet.1997.26.1.405

Jenker, J. (2007). 1. Kurzdefinition und wissenschaftliche Praxis.QUASUS. Qualitatives Methodenportal zur Qualitativen Sozial-, Unterrichts- und Schulforschung. Retrieved from https://quasus.ph-freiburg.de/1-kurzdefinition-und-wissenschaftliche-praxis/ abgerufen am 12.01.2021

Jenkinson, S. (2015). *DIE WISE- A Manifesto for Sanity and Soul.* Berkeley, California: North Antlantic Books.

Karlsson, M., Kasén, A., & Wärnå-Furu, C. (2017). Reflecting on one's own death: The existential questions that nurses face during end-of-life care. *Palliat Support Care, 15*(2), 158-167. doi:10.1017/s1478951516000468

McCallum, K. J., Jackson, D., Walthall, H., & Aveyard, H. (2018). Exploring the quality of the dying and death experience in the Emergency Department: An integrative literature review. *International Journal of Nursing Studies, 85*, 106-117. doi:https://doi.org/10.1016/j.ijnurstu.2018.05.011

Moher, D., Liberati, A., Tetzlaff, J., Altman, D. G., & Group, P. (2009). Preferred reporting items for systematic reviews and meta-analyses: the PRISMA statement. *J Clin Epidemiol, 62*(10), 1006-1012. doi:10.1016/j.jclinepi.2009.06.005

Müller, J. (2018). Sterben und Tod in der Krankenpflegeausbildung. In *Sterben und Tod als Lerngegenstand in der Gesundheits- und Krankenpflegeausbildung.: Eine empirische Untersuchung* (pp. 7-13). Wiesbaden: Springer Fachmedien Wiesbaden.

Peters, L., Cant, R., Payne, S., O'Connor, M., McDermott, F., Hood, K., . . . Shimoinaba, K. (2013). How death anxiety impacts nurses' caring for patients at the end of life: a review of literature. *Open Nurs J, 7*, 14-21. doi:10.2174/1874434601307010014

Peters, L., Cant, R., Sellick, K., O'Connor, M., Lee, S., Burney, S., & Karimi, L. (2012). Is work stress in palliative care nurses a cause for concern? A literature review. *Int J Palliat Nurs, 18*(11), 561-567. doi:10.12968/ijpn.2012.18.11.561

Pschyrembel. (2020). Thanatologie (Definition). Retrieved from https://www.pschyrembel.de/Thanatologie/K0MDW/doc/. Retrieved 18.09.2020 https://www.pschyrembel.de/Thanatologie/K0MDW/doc/

Riesenberg, L. A., & Justice, E. M. (2014). Conducting a successful systematic review of the literature, part 1. *Nursing2021, 44*(4), 13-17. doi:10.1097/01.NURSE.0000444728.68018.ac

Rittman, M., Paige, P., Rivera, J., Sutphin, L., & Godown, I. (1997). Phenomenological study of nurses caring for dying patients. *Cancer Nurs, 20*(2), 115-119. doi:10.1097/00002820-199704000-00006

Schindler, S. (2019). Definition Mortalitätssalienz. *The Inquisitive Mind* n.a. Retrieved from https://de.in-mind.org/glossary/letter_m#Mortalittssalienz abgerufen am 13.01.2021

Seno, V. L. (2010). Being-with dying: authenticity in end-of-life encounters. *Am J Hosp Palliat Care, 27*(6), 377-386. doi:10.1177/1049909109359628

Shariatinia, Z. (2015). Heidegger's ideas about death. *Pacific Science Review B: Humanities and Social Sciences, 1*(2), 92-97. doi:https://doi.org/10.1016/j.psrb.2016.06.001

Sliter, M. T., Sinclair, R. R., Yuan, Z., & Mohr, C. D. (2014). Don't fear the reaper: trait death anxiety, mortality salience, and occupational health. *J Appl Psychol, 99*(4), 759-769. doi:10.1037/a0035729

Stevens, E. (2009). Extending knowledge of terror management theory to improve palliative nursing care. *International journal of palliative nursing, 15*, 368-370. doi:10.12968/ijpn.2009.15.8.43793

Svenaeus, F. (2018). Why Heideggerian Death Anxiety in not Truly Uncanny: Existential Feelings and Psychiatric Disorders. *Discipline Filosofische, 28*(2), 43-59. Retrieved from https://www.academia.edu/37695180/Why_Heideggerian_Death_Anxiety_in_not _Truly_Uncanny_Existential_Feelings_and_Psychiatric_Disorders?email_work_car d=title abgerufen am 21.02.2021

Temelli, G., & Cerit, B. (2019). Perceptions of Palliative Care Nurses Related to Death and Palliative Care Practices. *Omega (Westport)*, 30222819890457. doi:10.1177/0030222819890457

The Oxford Centre for Triple Value Healthcare. (2018). Critical Appraisal Skills Programme (CASP). Retrieved from https://casp-uk.net/wp-content/uploads/2018/01/CASP-Qualitative-Checklist-2018.pdf abgerufen am 11.11.2020

Thomas, J., & Harden, A. (2008). 'Methods for the Thematic Synthesis of Qualitative Research in Systematic Reviews'. *BMC Medical Research Methodology, 8*, 45. doi:10.1186/1471-2288-8-45

Tornøe, K. A., Danbolt, L. J., Kvigne, K., & Sørlie, V. (2014). The power of consoling presence - hospice nurses' lived experience with spiritual and existential care for the dying. *BMC Nursing, 13*, 25-25. doi:10.1186/1472-6955-13-25

WHO. (2002). Definition Comfortcare. Retrieved from https://www.dhpv.de/themen_hospiz-palliativ_palliative-pflege.html abgerufen am 15.01.2021

Wittwer, B. (2010). *Mortalitätssalienz und deren Auswirkungen- Eine Alternativerklärung zur Terror Management Theorie nach manipulativer zeitlicher Suggestion der eigenen Endlichkeit.* (Magistra). Karl-Franzens-Universität, Graz.

Wu, H.-L., & Volker, D. L. (2009). Living With Death and Dying: The Experience of Taiwanese Hospice Nurses. *Oncology Nursing Forum, 36*(5), 578-584. doi:10.1188/09.ONF.578-584

10 Appendix

Appendix I-Studienauswahl (eigene Darstellung)

Autor/ Datum	Thema/Focus/ Forschungsfrage	Konzept/ Theoretisches Modell	Paradigma/ Methode	Kontext/ Setting/ Sample	Ergebnisse	Implikationen
Rittman, Paige, Rivera, Sutphin, and Godown (1997)	(a) Welche Fähigkeiten setzen Pflegende bei der Betreuung sterbender Patienten ein? (b) Was erleben Pflegende bei der Betreuung sterbender Patienten? (c) Welche Werte unterstützen Pflegende bei der Arbeit mit sterbenden Patienten?	Qualitativ, Hermeneutik n. Heidegger	narrative Interviews	Onkologie, Pflege-fachkräfte n=6	5 Themen; -den Patienten zu verstehen -Hoffnung bewahren -den Weg zu erleichtern -Privatsphäre bieten (-Spirituelle Aspekte der Pflegenden und Sterbenden)	Erweitert das Wissen über Verständnis der Erfahrungen von Pflegekräften bei der Betreuung Sterbender
Evans and Hallett (2007)	(a) Bedeutung der Pflege im Hospiz für die Hospizpflegekräfte erforschen. (b) Ein Verständnis dafür entwickeln, wie diese Arbeit in der Hospizumgebung durchgeführt wird. (c) die Mittel untersuchen, mit denen Hospizpflegekräfte Hospizpatienten Unterstützung bieten.	Qualitativ, Hermeneutik/ Phänomenologie, Colaizzi, van Manen	semi-strukturierte, offene Interviews	Hospizhaus, Pflege-fachkräfte n=15	3 Kategorien; -Trost und Erleichterung -Ruhe und Geborgenheit -Spiritualität und Sinngebung	Perspektiven über die Art der "Komfortpflege" und die Bedeutungen, die erfahrene Hospizpflegende damit verbinden. Anstoß für eine andere Sichtweise und ein anderes Lernen in der Palliativpflege
Wu and Volker (2009)	Erkundung von Erfahrungen taiwanesischer Pflegefachkräften, die Sterbende begleiten, weil dies eine relativ neue Option der Gesundheitsversorgung in Taiwan ist.	Qualitativ, deskriptive Phänomenologie n. Colaizzi	Interviews mit Leitfaden	Hospiz-häuser n=6, Pflege-fachkräfte n=14	4 Themen: -der Einstieg in die Hospizarbeit -die Bewältigung des Arbeitsalltags (Patienten verstehen, begleiten b. Sterbeprozess), -das Leben mit den Herausforderungen -das Erzielen von Erfolgen.	Advocacy Rolle der Fachkräfte stärken. Förderung von akademischen Kursen u. Weiterbildungsprogra mmen. Erweiterung der Kommunikationsfähi gkeit der Fachrichtung.
Seno (2010)	Die unausgesprochene Weisheit zu erforschen, die in der Praxis von Pflegefachkräften eingebettet ist, die erfahren und bekannt für ihre Effektivität im Umgang mit Sterbenden sind.	Qualitativ, interpretative Phänomenologie n. Heidegger	Semi-strukturierte Interviews	Pflege-fachkräfte n=6 mit Hospiz-, Akut und Intensivpflege Background	5 Muster: 1 u.2 erreichen der Einsicht von Tod als existenzielle Bedingung. Endlichkeit realisieren = Einsicht als Erkenntnis 3. Angst reduziert führt zur Achtung der Menschen, ohne Vorurteile 4,5,6. Ruhiger Geist, Authentizität = zeitloses Phänomen, identifiziert Bedürfnisse	Weitere Forschung nötig, um Authentizität vs. Inauthentizität bei der Sterbebegleitung und deren Wirkung zu verstehen. Klärung wie kognitive Regulation verschiedener Aspekte der Emotionen verändern. Einbeziehung von

							Mediziner*innen, Pflegehilfskräfte, Seelsorger usw. und Pflegekräfte anderer Fachrichtungen. Weitere Entwicklung der Palliativcurricula
Tomoe, Danbolt, Kvigne, and Sørlie (2014)	Was man über die Möglichkeiten des Begleitens von Sterbenden lernen kann, die sowohl dem Pflegenden als auch dem Sterbenden praktisch und spirituell dienen können.	Hermeneutik/ Phänomenologie n. Ricoeur	Qualitativ, narrative Interviews	Hospizhaus, Pflege-fachkräfte n=8	Religion	**Beistand** Durch Stille, Gespräche und **Wahrnehmen** existenziell und spirituell, sich einstimmen und öffnen, Erfassen der Atmosphäre im Raum, Ergriffen und bewegt sein	Die Kraft der beruhigenden Präsenz durch Pflegefachkräfte hat Potenzial, existenzielles und spirituelles Leiden zu lindern. Eine tiefe Verbindung mit den Pat. einzugehen und Mut geben, ein sinnvolles Leben zu führen und einen würdigen Tod zu sterben.
Andersson, Salickiene, and Rosengren (2016)	Die Erfahrungen von Pflegefachkräfte mit der Betreuung von Sterbenden.	Inhaltsanalyse	Qualitativ, deskriptiv, Interviews	Stationäre Pflege, Pflege-fachkräfte n=6		1 Kategorie, 3 Unterkategorien 1.fürsorglich sein 1.1.unterstützend sein 1.2.frustriert sein 1.3.einfühlsam sein Merkmale: persönliche Betroffenheit, mangelnde Kenntnis in der Palliativversorgung, Erfahrungen durch Versuch und Irrtum	Palliative Care während der Pflegeausbildung und engagierte pflegerische Führung auf Stationsebene erleichtern die Vorbereitung auf Situationen am Lebensende
Karlsson, Kasén, and Wärnå-Furu (2017)	Beschreibung existenzieller Überlegungen von Pflegekräften bei der Betreuung Sterbender, um ein tieferes Verständnis dafür zu gewinnen	Hermeneutik n. Gadamer	Qualitativ, Fokusgruppe n Interviews	Stationäre und ambulante Einrichtungen, Pflegefachkräft e n=14		**3 Ebenen:** **Rationale Ebene:** Pflegekräfte wollen sich um Patienten am Ende des Lebens kümmern und Verantwortung übernehmen **Strukturelle Ebene:** 1. Physische Emotionen, die das Erkennen und Übernehmen von Verantwortung förderten 2. Räumliche Emotionen, die das Wahrnehmen und Miterleben förderten 3. Zeitliche Emotionen, die Einsicht und Verständnis förderten = Mitgefühl, Zeugen zu sein und sich tief in die Pflege der Sterbenden einzubringen. **Existentielle Ebene:** 1. das Balancieren zwischen Verantwortung und Schuldgefühlen in Bezug auf die Patienten; 2. das Balancieren zwischen Angst und Mut in Bezug auf das Dasein als Pflegefachkraft Pfleger und Mitmensch; 3. das Balancieren zwischen Hoffnung und Verzweiflung in Bezug auf den Tod des anderen und des eigenen.	Ein vertieftes Verständnis der existenziellen Fragen der Pflegenden und der Ethik der Pflege kann eine Grundlage für die klinische Supervision sein. Gedanken und Gefühle mit anderen in einer geordneten Umgebung zu teilen und darüber zu sprechen, kann den Pflegenden helfen, weiterhin den Menschen zu dienen und sich in einer fürsorglichen Gemeinschaft zu engagieren, absolut präsent zu sein und eine bessere Lebensqualität für die Sterbenden zu bieten.

Temelli and Cerit (2019)	Wie ist die Wahrnehmung von Palliativpflegekräften in Bezug auf den Tod? - Was sind die Vorgehensweisen von Pflegekräften in der Palliativpflege?	Inhaltsanalyse	Qualitativ, Semi-strukturierte Interviews	Stationäre Einrichtung, Pflegefachkräfte n=23	**Thema I: Vorstellungen der Pflegekräfte über den Tod** **Unterthema 1:** Definition des Todes **Unterthema 2:** Wahrnehmungen des Sterbeprozesses **Unterthema 3:** Gefühle und Gedanken im Angesicht des Todes **Thema II: Palliative Care-Praktiken der Pflegenden** **Unterthema 1:** Pflegerische Praktiken im Zusammenhang mit der Pflege des Sterbenden **Unterthema 2:** Positive und negative Empfindungen der Pflegenden bei der Betreuung des Sterbenden **Unterthema 3:** Schwierigkeiten bei der Versorgung von Sterbenden	Ausbildungsprogramme für Pflegefachkräfte sollten die Realität des Todes implementieren in Curricula. (z. B. Simulationstechniken und kreatives Rollenspiel). Dient der Vorbereitung auf Palliativpflege und die bewusste Wahrnehmung der eigenen Gefühle (als auch der Sterbenden/Angehörigen). Ständige Schulungen und Weiterbildung im Berufsfeld werden empfohlen.
Funes, Moraes, Cunha, and Almeida (2020)	Welche Bedeutung hat der Tod für Pflegekräfte? Wie war ihre erste Erfahrung mit der Pflege von Sterbenden? Wie ist es, Sterbende zu pflegen?	Diskursanalyse	Qualitativ, deskriptiv, Semi-strukturierte Interviews	Onkologische Station, Pflegefachkräfte n=9	**3 Kategorien:** 1. Der Tod als ein natürlicher Prozess und die letzte Phase des Lebenszyklus 2. (Obwohl schwierig) emotional auf Sterbenden und ihre Familie einlassen 3. Reflektieren über ihre Erfahrungen in der Betreuung von Sterbender und ihrer Familie.	Ergebnisse können dazu beitragen, die Aus- und Weiterbildung von Pflegekräften, die mit Sterbenden zu tun haben zu fördern. Notwendigkeit von Interventionsprogrammen zur Vorbeugung von Burnout, Gesundheitseinrichtungen, sich diesem Thema zu widmen.

Appendix I- Tabelle I (eigene Darstellung)

Ergebnisse	Kategorien	Synthetisierte Ergebnisse
Endlichkeit realisieren Einsicht als Erkenntnis Ruhiger Geist = Authentizität, identifiziert Bedürfnisse, ohne Vorurteile	Bedeutung von Tod	Gefühle und Gedanken über den Tod, existentielle Überlegungen
Der Tod als natürlicher Prozess		
Das Balancieren zwischen Hoffnung und Verzweiflung in Bezug zum eigenen Tod und dem des anderen. Balancieren von Mut und Angst als Dasein von Pflege- fachkraft und Mitmensch.		
Sich spirituell einstimmen und öffnen, ergriffen und bewegt sein. Emotionen wahrnehmen. Gefühle im Angesicht des Todes	Beziehungen und tiefes Verstehen	
Sich tief in die Pflege einbringen, Berührung (körperl.) und Präsenz der Pflegefachkraft		
Den Patienten verstehen, Kommunikation		
Ruhe und Geborgenheit		
die Bewältigung des Arbeitsalltags	Comfort-Care	Hospiz- und Palliativpflege als wichtige Einheit innerhalb der Pflegewissenschaft und Medizin
Erkennen und Übernehmen von Verantwortung		
Symptommanagement, (z. B. Schmerzfreiheit)	Erfahrungswissen und berufliche Expertise	
Advocacy, Weiterbildung, pflegerische Praktiken, Interdisziplinarität		
Wahrnehmung des Sterbeprozesses		
Ethik, Supervision, Reflektion		

BEI GRIN MACHT SICH IHR WISSEN BEZAHLT

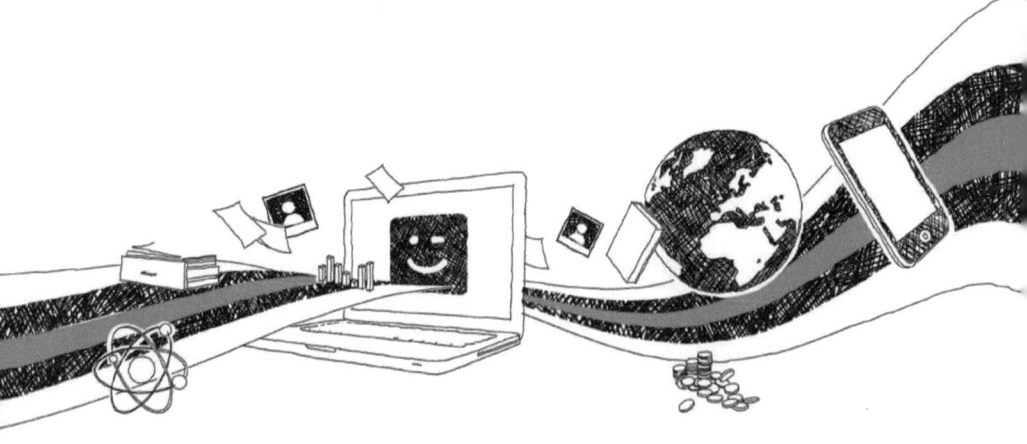

- Wir veröffentlichen Ihre Hausarbeit,
  Bachelor- und Masterarbeit

- Ihr eigenes eBook und Buch -
  weltweit in allen wichtigen Shops

- Verdienen Sie an jedem Verkauf

**Jetzt bei www.GRIN.com hochladen
und kostenlos publizieren**

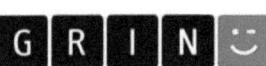